AF467538

DE

L'ACTINOMYCOSE

DES ORGANES GÉNITAUX

PAR

Le Dr J. HENRIOT

LYON
A. REY & Cie, IMPRIMEURS-ÉDITEURS DE L'UNIVERSITE
4, RUE GENTIL, 4
1902

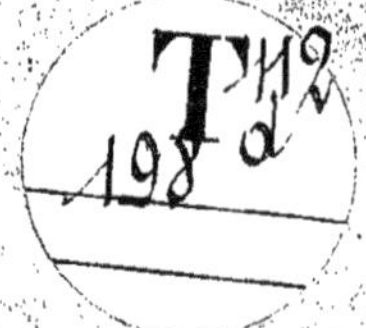

DE

L'ACTINOMYCOSE

DES ORGANES GÉNITAUX

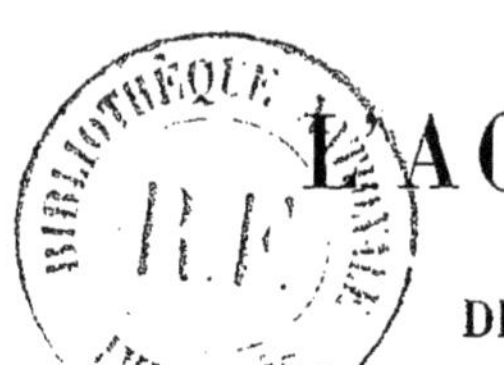

DE

L'ACTINOMYCOSE

DES ORGANES GÉNITAUX

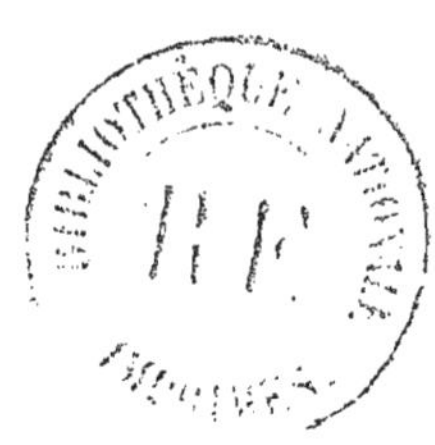

PAR

Le Dr J. HENRIOT

LYON

A. REY & Cie, IMPRIMEURS-ÉDITEURS DE L'UNIVERSITE

4, RUE GENTIL, 4

1902

A MON PÈRE

A MA MÈRE

A MON GRAND-PÈRE

A mon Président de Thèse

M. LE PROFESSEUR PONCET

Professeur de Clinique Chirurgicale,
Membre Correspondant de l'Académie de Médecine,
Chevalier de la Légion d'honneur.

AVANT-PROPOS

M. le professeur Poncet nous a donné l'idée de cette étude.

Depuis longtemps nous avions formé le projet de nous adresser à lui pour notre travail inaugural. Sa bienveillance nous a permis de réaliser notre désir qu'il a comblé en acceptant de présider la soutenance de cette thèse. Nous le prions d'accepter ici l'expression de notre sincère reconnaissance.

M. le Dr Thevenot, chef de clinique chirurgicale, ne nous a ménagé ni son temps ni ses conseils, nous l'en remercions vivement.

Nous n'aurions garde d'oublier l'amabilité avec laquelle M. le professeur agrégé Auguste Pollosson a bien voulu nous communiquer une très intéressante observation.

Nous avons également à cœur d'exprimer notre gratitude à M. le Dr Léger de Caen qui s'est mis à notre disposition avec un empressement dont nous avons été vivement touché.

Qu'il nous soit enfin permis de rappeler ici le nom du Dr Thiery, chirurgien des hôpitaux de Paris. Il fut notre premier maître et nous avons conservé de lui un charmant et ineffaçable souvenir.

INTRODUCTION

Nombreuses sont les localisations du germe actinomycosique dans l'organisme humain, nombreuses aussi les études relatives à ces différentes localisations.

Nous ne croyons pas cependant qu'il existe un travail sur les formes génitales de cette affection.

Le point de départ de notre étude a été une observation d'actinomycose du gland publiée par M. le Dr Léger, de Caen. Nous avons cherché à recueillir d'autres cas semblables, mais devant leur excessive rareté nous avons résolu de généraliser davantage et de considérer les localisations génitales de l'actinomyces aussi bien chez la femme que chez l'homme, quoique cela nuise à l'unité du sujet.

Nous ne rappellerons pas ici les considérations générales sur l'actinomyces. Elles ont déjà trouvé place dans de nombreux ouvrages et particulièrement dans le livre de MM. Poncet et Bérard auquel on pourra se reporter avec avantage.

DE

L'ACTINOMYCOSE

DES ORGANES GÉNITAUX

CHAPITRE PREMIER

ÉTIOLOGIE — PATHOGÉNIE

Dans tous les cas, l'élément capital est constitué par l'actinomyces. Les lésions peuvent, il est vrai, se trouver parfois modifiées par l'adjonction à ce parasite de microorganismes divers auquel le champignon ouvre la porte. Celui-ci n'en reste pas moins l'agent spécifique de l'affection.

Dans presque tous les cas, aussi bien dans les localisations qui nous occupent que dans les autres, le germe actinomycosique est introduit dans l'organisme par l'intermédiaire de débris végétaux et plus particulièrement de fragments de graminées.

Il faut évidemment établir d'une façon générale une distinction entre les localisations primitives et secondaires de l'actinomyces. A notre point de vue particulier, nous considérerons de plus isolément les localisations chez l'homme et chez la femme ; enfin la pathogénie sera le plus souvent différente, suivant que dans chaque sexe on considérera les organes externes ou internes de l'appareil génital.

1° Organes génitaux de l'homme.

a) ORGANES GÉNITAUX EXTERNES

Dans l'observation I, qui a rapport à une actinomycose du gland, la lésion paraît primitive, mais sa pathogénie est fort obscure ; le malade accuse seulement un traumatisme quelque temps avant le début de l'affection, traumatisme qui porta sur le gland, mais il ne signale aucune particularité qui fasse supposer que le germe actinomycosique ait pu se trouver directement en contact avec le siège de l'affection.

L'observation II a trait à une antinomycose testiculaire. A première vue, elle semble primitive, le sujet n'ayant présenté à l'autopsie aucun autre foyer de même nature. Cependant il paraît difficile d'admettre que le germe ait pu pénétrer jusqu'au testicule sans se fixer en aucun autre point. D'autre part, le sujet en question ayant succombé à un cancer de l'intestin, nous admettrions volontiers avec l'auteur que l'actinomyces s'était sans doute primitivement développé dans l'intestin, à l'endroit même où la tumeur cancéreuse a pris naissance plus tard, puis propagé au testicule par l'intermédiaire de la circulation.

Il existe d'autres cas de semblable dégénérescence cancéreuse de foyers actinomycosiques.

Dans ces deux cas, les seuls que nous ayons trouvés à propos des organes génitaux externes de l'homme, la pathogénie reste donc fort obscure.

b) ORGANES GÉNITAUX INTERNES

Dans la thèse de Michaïloff sur l'actinomycose des voies urinaires, nous trouvons deux observations d'actinomycose de la prostate que nous ne publierons pas, parce que leurs symptômes se sont portés beaucoup plus du côté de l'appareil urinaire que de l'appareil génital. Nous les citerons cependant au point de vue de la pathogénie parce que celle-ci y est très nette et que ce sont les seuls cas d'actinomycose des organes génitaux internes de l'homme que nous ayons rencontrés. Dans l'une, rapportée par M. le professeur Poncet, la nature primitive de l'affection est évidente. Le malade ne présentait, au début, aucune autre localisation et avouait s'être introduit un épi de blé dans le canal quelque temps auparavant. On retrouva du reste des fragments végétaux dans les calculs retirés de l'urètre.

Dans la seconde, publiée par Rausom, la localisation prostatique était secondaire et provenait de la propagation d'un foyer intestinal par envahissement de proche en proche.

Nous ne saurions, d'un si petit nombre d'observations, tirer une conclusion générale.

2° Organes génitaux de la femme.

a) ORGANES GÉNITAUX EXTERNES

Dans le seul cas de ce genre que nous possédions (obs. III), la lésion paraît nettement primitive, mais, d'autre part, la pathogénie reste fort obscure, la malade rapportant l'origine de son affection à une cause des plus vagues.

b) ORGANES GÉNITAUX INTERNES

Dans ces cas les lésions semblent être à peu près constamment secondaires et, si quelques observations sont douteuses à cet égard, du moins n'avons-nous pas rencontré de foyer actinomycosique des organes génitaux internes de la femme où l'origine primitive puisse être affirmée sans conteste. Presque toujours il existait antérieurement une localisation intestinale ayant occasionné, par propagation directe, l'affection génitale (obs. V, VI, VII, VIII, IX, X).

Souvent on retrouve, tantôt dans le foyer intestinal, tantôt dans le foyer génital, un corps étranger qui a servi de véhicule au germe ; c'était, dans tous les cas que nous avons recueillis, un fragment de végétal et presque toujours de graminées. Tantôt ce fragment reste au niveau de la lésion primitive et la propagation se fait par envahissement progressif des tissus, tantôt il perfore la paroi intestinale et va porter l'actinomyces au niveau des organes génitaux ovaires, trompes, utérus ou simplement au voisinage de ces organes.

Dans quelques cas, ainsi que nous l'avons mentionné plus haut, les lésions primitives de l'intestin sont peu nettes (obs. XI, XII, XIII).

On peut cependant supposer qu'elles ont existé ; en effet, dans les cas de ce genre, on trouve les anses intestinales englobées dans des masses péritonéales envahies par le processus actinomycosique d'où l'on ne peut les dégager ; des lésions légères du tube digestif n'ayant pas donné de symptômes nets peuvent ainsi passer inaperçus à une autopsie même attentive.

Dans une seule observation (obs. IV), l'unique foyer actinomycosique trouvé à l'autopsie siégeait dans la trompe. Il existait, il est vrai, dans le reste du corps d'autres collections purulentes, mais on n'y rencontra pas d'actinomyces. L'intestin ne présentait pas de lésions, mais était cependant relié à la trompe par de fortes adhérences péritonéales.

L'auteur s'exprime, à ce sujet, de la façon suivante :

« Nous trouvons là une trompe fermée aux deux extrémités et remplie de pus actinomycosique.

« On peut se demander comment le germe est arrivé dans la trompe. A-t-il pris la voie vaginale ascendante ou la voie sanguine ? Est-il arrivé dans la trompe déjà obstruée ou bien est-ce à la suite de sa localisation dans cet organe que s'est produite l'obstruction ? Il ne serait pas non plus sans intérêt de savoir quand et comment s'est produite l'adhérence entre la trompe et l'intestin.

« Ce sont là des questions auxquelles nous ne pouvons répondre que par des probabilités. La voie la plus simple serait la voie vaginale. Il serait cependant possible que l'infection vînt de l'intestin. Mais, chez cette femme, l'intestin ne présentait pas de traces de maladies antérieures. Il serait plus probable que les adhérences se sont produites par suite d'une inflammation chronique de la trompe. »

Nous serions donc en présence d'un cas où l'actinomyces pénétrant par la voie vaginale se serait greffé dans une trompe atteinte précédemment d'inflammation catarrhale.

On ne peut, en effet, dans ce cas, conclure que par des probalités. Il nous semble cependant, si simple que paraisse au premier abord la voie vaginale, que l'introduction du germe actinomycosique par cette voie serait encore assez difficile. L'autopsie n'a pas, il est vrai, révélé de lésions intestinales actuelles, mais il existait des adhérences étendues entre l'intestin et la trompe malade. D'autre part, nous rencontrons dans l'observation V des cicatrices consécutives à des lésions actinomycosiques guéries. Il serait assez admissible dans le cas présent qu'un foyer actinomycosique intestinal très minime ait déterminé les adhérences en question, porté le germe dans la trompe, puis guéri en ne laissant sur le tube digestif que des traces très minimes masquées par ces mêmes adhérences.

Les troubles digestifs, présentés par la malade, ne pourraient que confirmer cette hypothèse.

En somme, dans presque tous les cas, la lésion génitale provient nettement et par propagation directe d'un foyer intestinal.

OBSERVATION I

(Dr Léger, *Société de médecine de Caen et de la Basse-Normandie. — Annales des organes génito-urinaires*, 1900.)

Actinomycose du gland.

M. X., sans aucun antécédent personnel.

En mai 1898, se plaint d'une douleur à l'extrémité du méat

urinaire; les bords sont légèrement tuméfiés et un écoulement séro-sanguinolent se produit sous l'influence de la moindre pression exercée sur l'extrémité du gland.

Un mois plus tard, mêmes symptômes, plus une induration dans le voisinage du méat. Pendant les trois mois suivants, persistance de l'écoulement. Induration plus étendue, occupant à peu près la moitié du gland. En octobre, apparition de petites saillies au voisinage du méat, d'où l'on fait sourdre par la pression une matière épaisse un peu jaunâtre. L'induration envahit la presque totalité du gland qui semble comme luxé; il se constitue un paraphimosis avec bourrelet œdémateux.

Pendant les mois de décembre, janvier et février, état stationnaire avec alternatives d'amélioration et d'aggravation. Comme depuis le début, du reste, le malade urine facilement.

La sonde lui est cependant conseillée dans la crainte que le canal ne soit rapidement compromis par la tumeur.

Quelques douleurs locales sans irradiations. Les saillies par où sort la matière muco-purulente sont remplacées par de petites ulcérations qui se cicatrisent rapidement et laissent une petite dépression, ce qui fait que le gland présente une surface légèrement mamelonnée. Etat général excellent. Pas d'amaigrissement. Aucun retentissement ganglionnaire.

Dans le doute, le traitement spécifique est essayé pendant un certain temps : Sirop de Gibert, iodure de potassium à haute dose. Puis on essaie la liqueur de Fowler également à haute dose. Localement, lavages antiseptiques (eau boriquée, sublimé, résorcine), injections urétrales. Des bougies sont introduites de temps en temps pour maintenir la lumière du canal.

Dans les premiers jours de mars, quelques traînées de lymphangite et une rougeur érisypélateuse apparaissent sur la totalité du pénis; la rougeur gagne le scrotum, l'hypogastre et la partie interne des cuisses. Légère poussée d'œdème des deux côtés.

Après un violent frisson avec élévation de la température à 40 degrés, phlegmon considérable et ouverture d'un abcès en arrière du gland. Écoulement d'un pus très épais, crémeux et contenant des grains ronds et mous. Amélioration notable pendant quelques jours, puis formation d'un nouvel abcès qui communique avec le premier foyer. Nouvelle amélioration. Persistance d'un trajet fistuleux dans lequel un stylet est introduit et ressort par un orifice situé au voisinage du méat.

Le gland semble être devenu une véritable coque avec une cavité dans laquelle le stylet peut être promené en différentes directions.

L'examen bactériologique du pus est pratiqué : négatif pour le bacille de Koch. Un deuxième examen permit de reconnaître l'*Actinomyces bovis* sous forme de filaments avec crosses caractéristiques.

On fait venir le malade à Caen dans le but de l'opérer ; l'état est en effet toujours stationnaire.

Le 24 mai à l'examen on constate la présence d'un véritable champignon à l'extrémité du gland, avec des orifices d'où la pression fait sourdre de petits grains jaunâtres. Le reste du gland est dur et en certains points présente un aspect corné. Peau intacte, mais prépuce très œdématié. Un peu de douleur au passage de la sonde ; les fistules de la plaie sont taries.

Opération, le 26 mai, par le Dr A. Léger.

Après anesthésie chloroformique, introduction d'une sonde d'enfant dans le canal de l'urètre ; cette sonde est maintenue solidement en place. Le gland est saisi à sa base et fixé avec une pince de Museux. Amputation du gland faite lentement avec le couteau du thermo-cautère en arrière du bourrelet œdémateux. Aucune hémorragie. La sonde métallique est retirée et remplacée par une sonde de Nélaton numéro 18.

L'orifice du canal est agrandi au bout de trois ou quatre jours avec les numéros 37 et 38 Béniqué. Lavages avec liqueur de van Swieten ; pansements avec poudre de salol et de quinquina mélangées. Les escarres tombent rapidement. Cicatrisation rapide et complète au bout de douze jours. Guérison.

Examen histologique : Coupes pratiquées : 1° dans le gland, 2° dans le prépuce.

Dans le gland, on constate une couche épidermique avec prolongement anormal des papilles que l'on retrouvait jusqu'au centre de l'organe, de telle sorte que beaucoup de coupes présentaient vers le centre des amas de cellules épithéliales embryonnaires comme dans les épithéliomes papillaires. En outre, autour de ces amas, lacunes contenant des globules lymphatiques et du tissu conjonctif normal. Dans ces tissus sur les coupes, on remarquait des filaments d'actinomyces.

Le prépuce présentait un développement anormal. Très épaissi. Cet état était dû à une néoformation de tissu conjonctif comme le montre la présence de nombreuses cellules fusiformes multinucléées.

Pathogénie: très obscure, le malade n'accuse qu'un traumatisme violent du gland quelque temps auparavant.

OBSERVATION II

(Riedel (Iena), *Deutsche Gesellschaft für Chirurgie*, 30 mai, 1896).

Actinomycose du testicule.

A l'autopsie pratiquée chez un malade mort d'un carcinome de l'intestin grêle, on trouva dans la tête de l'épididyme gauche un noyau dur de la grosseur d'un pois et de coloration blanc grisâtre. L'examen histologique montra la nature actinomycosique de ce noyau.

Pendant la vie les symptômes du côté du testicule avaient été absolument nuls.

Quoique aucune trace d'actinomycose n'ait été trouvée à l'examen histologique de la tumeur intestinale, l'auteur est d'avis que cette localisation du parasite a existé à un moment donné au point où s'est développé plus tard le carcinome et a donné naissance par voie sanguine à la lésion testiculaire.

OBSERVATION III

(Victor Lieblein, *Beiträge zur klinischen Chirurgie*, 1900.)

Actinomycose de la grande lèvre.

Paysanne de trente-cinq ans, entrée à la clinique du professeur Wœllfler, à Prague, le 6 avril 1899.

La malade rapporte son affection actuelle de la grande lèvre droite, qui dure depuis sept semaines, à une chute dans un ruisseau.

A la suite de cet accident, elle remarqua pour la première fois une tumeur de consistance osseuse de la grosseur d'une noix, au niveau du siège actuel de l'affection. La tumeur n'était pas très sensible au début. Les douleurs commencèrent quand la tumeur augmenta de volume et gênèrent alors la malade dans la marche.

Après une application d'argile imbibée de vinaigre, la tumeur s'ouvrit et donna issue à une sérosité purulo-sanguinolente dans laquelle un médecin reconnut, à l'examen microscopique, des actinomyces.

A ce moment, la malade fut envoyée à la clinique chirurgicale.

D'après les renseignements qu'elle fournit, elle n'avait jamais eu de troubles du côté de l'appareil respiratoire ou digestif. Jamais de pus ni de sang dans les selles. Nombreuses périostites, suites de carie dentaire, n'ayant jamais abouti à la suppuration. L'examen microscopique du contenu des cavités dentaires n'a jamais rien montré qui ressemblât à l'actinomyces.

État actuel : Rien d'anormal du côté des organes thoraciques et abdominaux.

La lésion de la grande lèvre est la suivante :

La peau de cet organe est envahie par une infiltration dure, s'étendant en haut jusqu'au bord supérieur de la symphyse, en bas jusqu'à la fourchette, sur le côté jusqu'au pli génito-crural. La peau, amincie et perforée par endroits, présente, par suite de la présence du pus situé au-dessous, une transparence jaunâtre. Une sonde introduite au niveau des perforations pénètre en haut et en bas dans des trajets fistuleux ne conduisant pas jusqu'à l'os. La région malade est séparée de l'anus par une bande de peau saine de la largeur d'un doigt.

Rien d'anormal au toucher rectal.

Le toucher vaginal montre la limitation du processus à la peau de la grande lèvre.

La petite lèvre du même côté présente une tuméfaction inflammatoire.

Le pus sanguinolent qui s'échappe des fistules ci-dessus mentionnées contient un grand nombre de petits grains donnant au microscope l'aspect typique de l'actinomyces. La coloration du grain montra que le pus était une culture presque pure de ce parasite.

La malade est traitée par l'iodure de potassium à la dose de 2 grammes par jour. On applique en même temps sur la partie malade des pansements avec une solution d'iodure à 10 pour 100. Sous l'influence de ce traitement se produit une régression de l'infiltrat à sa partie supérieure.

Cependant, le 29 avril se produit un nouveau nodule de la grosseur d'une noix dans la peau, jusque là normale, qui sépare la grande lèvre de l'anus sans atteindre cet orifice. Au sommet de ce nodule se produit bientôt une suppuration reconnue bactériologiquement comme de même nature que le premier.

Le 10 mai 1899, le professeur Woelfler pratique sous anesthésie l'extirpation du tégument malade. On place une sonde dans la fistule située au milieu du foyer de suppuration et on pratique une incision s'étendant depuis le bord supérieur de la symphyse en haut jusqu'à la tubérosité ischiatique en bas. Dans le tissu sous-cutané, en écartant les bords de la plaie, on aperçoit l'actinomyces répandu sous forme de réseau.

Les tissus malades sont enlevés, partie au bistouri, partie à la curette tranchante. Tamponnement à la gaze iodoformée.

La malade part le 10 juin 1898 ne présentant plus qu'une petite cicatrice linéaire.

Revue en février 1900, elle paraissait complètement guérie.

OBSERVATION IV

(Dr Adolf Zemann, *Mediz. Jahrb.*, 1883.)

Actinomycose de la trompe droite avec abcès métastasique du foie, des poumons et du cerveau.

Ottilie M., quarante ans, cuisinière.

Tomba malade quatorze jours avant son entrée à l'hôpital, le 11 mai 1883. Elle ressentit à ce moment des douleurs d'estomac qui s'accompagnèrent d'anorexie, de fièvre, de diarrhée et de quelques vomissements bilieux.

Etat actuel. — Malade forte, bon état général. Langue chargée.

Rien au cœur ni aux poumons.

Estomac très dilaté. Ventre un peu ballonné, non douloureux.

Pas de gargouillements. Rate et foie normaux. Pas d'albuminurie.

Pouls faible, 90 pulsations. T. = 38°8.

Jusqu'au 30 mai, la température oscille entre 38°2 et 39°4.

Pendant cette période, diarrhée et vomissements bilieux.

31 mai. — Douleurs à la nuque, léger délire.

2 juin. — Contractures musculaires à la nuque ; extension forcée de la tête ; hyperesthésie. Pouls = 90. T. = 38°8.

3 juin. — Visage congestionné ; strabisme de l'œil gauche. Pouls = 140. T. = 38°8.

Mort à 4 heures de l'après-midi.

Autopsie. — Méningite purulente ; foyers purulents dans le foie et les poumons.

Intestin intact.

Quelques rares anses de la partie inférieure de l'iléon sont reliées par des masses ramifiées dans le mésentère avec la trompe située au niveau du psoas droit. Cette trompe est enveloppée d'une gaine allongée de l'épaisseur du doigt et de structure noueuse ; elle est remplie d'un liquide purulent et ses parois sont garnies d'un tissu granuleux contenant au milieu de stratus jaunâtre, des grains de la grosseur d'un grain de millet et de couleur verdâtre. L'extrémité interne de la trompe est remplie de nodosités.

Le reste des organes génitaux présente des adhérences entre eux et avec la paroi abdominale. L'utérus est épaissi. Sa muqueuse présente une fluxion inflammatoire. La trompe gauche est obstruée à son extrémité externe, mais remplie seulement de mucosités. Les ovaires sont rétractés. L'examen histologique montre la présence de germes actinomycosiques dans la trompe seulement.

OBSERVATION V

(Du même auteur.)

Actinomycose de l'ovaire gauche, du péritoine et de l'intestin grêle.

Ouvrière de cinquante ans, entrée à l'hôpital le 23 juin 1883.

Cette femme avait commencé à souffrir au mois de mai de douleurs lancinantes dans l'abdomen. Depuis ce moment le ventre était toujours enflé et sensible. Peu de temps après le début des douleurs, se produisit dans la région ombilicale une petite tuméfaction qui s'ouvrit et donna issue à une faible quantité de pus fluide. La malade allait toujours en s'affaiblissant.

Etat actuel. — Malade pâle et amaigrie. La partie inférieure du bas-ventre est très gonflée, douloureuse à la pression, souple, mate dans la région inférieure, un peu plus sonore à mesure qu'on remonte vers l'ombilic. Au niveau de ce dernier, petite ouverture cutanée donnant issue à une quantité minime de pus délié. Cet orifice est entouré d'une auréole livide.

Après une évolution presque apyrétique avec crises intermittentes de diarrhée, la malade meurt le 17 septembre sans symptômes marquants.

Autopsie. — Bas-ventre gonflé. Nombril effacé. Dans son voisinage, ouverture du diamètre d'un grain de chénevis, communiquant avec des trajets fistuleux et des petits abcès de la paroi.

Paroi abdominale plus ou moins adhérente aux intestins et au péritoine et parsemée de trajets fistuleux et d'abcès qui atteignent la grosseur d'une noix. Ces abcès sont remplis ainsi que les fistules d'un pus épais, verdâtre contenant des flocons d'un jaune grisâtre.

Les adhérences intestinales limitent des cavités purulentes contenant un pus semblable au précédent. Le péritoine est épaissi. Fausses membranes parsemées de petits nodules de la grosseur d'un grain de mil, hyalins et jaunes. L'intestin présente quelques cicatrices.

La cavité de Douglas est remplie de pus ; les annexes de l'utérus sont augmentés de volume et englobés dans une masse fistuleuse.

Utérus épaissi et allongé. Dans l'ovaire gauche, tumeur du volume d'une noix, se présentant à la coupe sous forme d'un tissu fibreux semé de petites cavités à contenu jaune verdâtre, épais et purulent.

L'examen microscopique des différents échantillons de pus a montré la présence de l'actinomyces.

OBSERVATION VI

(Du même auteur.)

Paramétrite actinomycosique avec péritonite chronique, perforation de la vessie et du rectum.

Caroline S..., trente ans. Entrée le 11 octobre 1882. Pas d'antécédents pathologiques. Trois accouchements, dont le dernier en avril 1881. En juin de la même année, vives douleurs dans l'aine gauche et dans la région hypogastrique du même côté. Dans cette dernière région, la malade sentit une tumeur facile à percevoir par la pression. Au bout de quelques jours tout rentra dans l'ordre jusqu'en janvier 1882. Depuis ce moment la malade souffre de sensations de piqûre et de douleurs sourdes dans tout le côté gauche de l'abdomen. Elle n'a, dit-elle, remarqué la présence d'une tuméfaction que d'une façon passagère. Les règles n'ont pas réapparu depuis la dernière grossesse et leur époque n'est accompagnée d'aucune indisposition. Depuis environ six mois s'est produite sur la paroi abdominale antérieure, à deux doigts environ au-dessous de l'ombilic, une nodosité de la grosseur d'une noix qui augmente lentement de volume en causant à la malade de vives douleurs. La peau qui recouvrait cette tumeur était, paraît-il, mince et bleuâtre. Une incision fut pratiquée à ce niveau par un médecin. Issue d'une sérosité purulo-sanguinolente d'une odeur infecte, mais non stercorale.

La tumeur s'affaissa, mais il resta un nodule de la grosseur d'un haricot d'où s'écoulait constamment un liquide purulent mélangé de nombreux petits grains ronds de couleur jaune. Depuis environ trois semaines, la malade souffre de diarrhée persistante : rien d'anormal dans les selles. Aucune douleur du côté du gros intestin.

Etat actuel : 14 octobre 1882. Malade de constitution faible, de nutrition médiocre. Rien d'anormal dans les organes thoraciques.

Ventre ballonné et présentant, à un doigt au-dessous de l'ombilic, une ouverture fistuleuse de la grosseur d'une tête d'épingle entourée d'une peau rouge bleuâtre, mince et déchiquetée. De cette ouverture s'écoule, à la pression, un pus épais, jaune-rougeâtre, renfermant une foule de petits grains ronds dont le volume varie de celui d'un grain de pavot à celui d'un grain de millet et d'une couleur variant entre le jaune très clair et le jaune soufre. A la palpation de l'abdomen, on sent dans la région hypogastrique gauche une tumeur solide assez large, s'étendant du bord supérieur de la symphyse jusqu'à l'épine iliaque antéro-supérieure. A la pression, cette région est plus sensible que le reste de l'abdomen. Extérieurement, on ne peut délimiter exactement cette tumeur qui paraît faire corps avec l'utérus.

En explorant la fistule de la paroi abdominale antérieure avec une sonde, on peut pénétrer un peu dans tous les sens, mais sans arriver jusqu'à l'os.

Par le vagin, on sent à gauche et en arrière l'extrémité inférieure de la tumeur, intimement reliée à l'utérus. On ne peut délimiter le col du côté gauche.

Dans le rectum au-dessus du sphincter, on sent une sténose très nette. La malade souffre alternativement de constipation et de diarrhée.

16 octobre. — Pas de fièvre. Anorexie. La sécrétion de la fistule reste la même, l'examen microscopique y révèle l'actinomyces. La malade décline à vue d'œil.

23 octobre. — La malade est admise à la clinique. En vue d'un examen approfondi, on l'anesthésie.

Avec une sonde, on pénètre à 12 centimètres du côté de la tumeur, située vers les annexes gauches, sans cependant arriver jusqu'à l'os. On ne sent pas la pointe de la sonde par le vagin.

Au toucher vaginal, on trouve en plus, de la tumeur déjà mentionnée, au niveau des annexes gauches, au-dessus de la symphyse, une tuméfaction indélimitable. Du côté du rectum, sauf une forte tuméfaction de la muqueuse, rien d'anormal.

26 octobre. — La malade décline toujours, mange très peu et se plaint de tiraillements douloureux dans le pied droit; rien d'anormal du côté de ce pied.

28 octobre. — Depuis deux jours, fièvre légère, la sécrétion fistuleuse diminue.

31 octobre. — La température redevient normale. Douleurs persistantes dans les membres inférieurs. Vomissements fréquents.

4 novembre. — Même état. Au toucher rectal, tuméfaction dure à la partie antérieure du rectum.

10 novembre. — La malade meurt dans le marasme.

Autopsie. — Anses intestinales reliées entre elles et à la paroi par des brides pseudo-membraneuses. Ces brides limitent des cavités à contenu séro-purulent, parsemé de grains jaunes Ces désordres s'étendent jusque dans le petit bassin.

Rectum perforé inclus dans des adhérences. L'utérus est lui-même fixé au milieu de masses solides entre des cavités purulentes.

On ne peut isoler les annexes. L'os iliaque, au niveau de la symphyse sacro-iliaque, est infiltré de pus.

La vessie est perforée.

OBSERVATION VII

(Reatenbacher Leo, *Wien. klin. Wochensch.*, 1893.)

Fille de dix-neuf ans, bien portante jusqu'au printemps de 1892. Remarqua à ce moment une tuméfaction du bas-ventre, qui regressa ensuite pendant quelque temps, puis recommença à grossir rapidement à l'automne.

En avril 1893, existait au niveau de la paroi abdominale une tuméfaction large comme la paume de la main, située au niveau de l'hypogastre gauche.

Le peau avait, à ce niveau, un aspect anormal. En dedans de cette tuméfaction, on en sent une plus petite, de la grosseur d'une pomme qui adhère à la première. La surface de ces tumeurs de consistance ferme est lisse.

Elles sont sensibles à la pression et ne peuvent se délimiter nettement d'avec les ovaires.

Elles grossissent d'une façon notable, si bien que le 16 avril, on les incise. Il ne s'écoule que du sang, mais pas de pus. Le cas est considéré comme inopérable,et la mort survient huit semaines plus tard.

A l'autopsie, on s'aperçut qu'il s'agisssit d'actinomycose. A l'endroit indiqué, le tissu sous-cutané, inter-musculaire et musculaire est parcouru par de nombreux trajets fistuleux.

Les anses intestinales sous-jacentes sont déformées. Dans le cul-de-sac de Douglas se trouve une cavité purulente qui a perforé la vessie. Dans ces masses purulentes on trouve des grains jaunes ainsi que dans les urines.

Les ovaires, et à un moindre degré l'utérus et les trompes, sont atteints par le parasite, de même que la paroi rectale.

OBSERVATION VIII

(Middeldorpf, *Deutsche med. Wochenschs.*, 1884, nos 15 et 16).

Femme trente-deux ans, présente des phénomènes de péritonite à la suite de quoi il se forme dans la fosse iliaque droite une tumeur du volume d'une tête de fœtus qui s'ouvre spontanément au dehors par une fistule stercorale. On y trouve des grains jaunes par le grattage.

Cette fistule est rebelle. Un peu plus tard, nouvelle fistule au pli crural. Evacuation de pus par l'anus. Mort au bout de trois mois.

Autopsie. — Actinomycose de l'ovaire gauche et de l'intestin où l'on trouve un fragment végétal couvert d'actinomyces.

OBSERVATION IX

(Boström.)

Il s'agit d'une femme à l'autopsie de laquelle on trouva au milieu d'une actinomycose de l'ovaire un brin d'épi d'orge venu de l'appendice par perforation de cet organe.

OBSERVATION X

(Chr. Fehmers, *Nederl. Tijdschr. voor Geneesk*, 29 juin 1901.)
Paramétrite actinomycosique.

Femme d'ailleurs bien portante n'ayant eu qu'un enfant en quatorze ans de mariage. Menstruation toujours normale.

Trois semaines avant son entrée à l'hôpital, apparition de douleurs et constatation d'une tumeur dans la moitié droite de l'abdomen. L'exploration ayant fait reconnaître une infiltration un peu molle de la face droite ou postérieure de l'utérus, on porta le diagnostic de pelvipéritonite et on fit une incision suivie de drainage du cul-de-sac postérieur. La malade soulagée sortit presque aussitôt, mais revint au bout d'un mois pour un abcès lombaire communiquant avec l'abcès pelvien initial. Le pus examiné montra l'actinomyces. Malgré le traitement ioduré il se forma une série d'abcès de la région lombaire et de la paroi abdominale. Une laparotomie pratiquée à ce moment montra les anses intestinales adhérentes entre elles et à la paroi. Deux perforations. Mort.

Autopsie. — En plus des lésions précitées, utérus immobilisé au milieu des tissus pelviens infiltrés où on ne reconnaissaient qu'à grand'peine les principaux organes.

OBSERVATION XI

(Du même auteur.)

Paramétrite actinomycosique.

Femme ayant eu successivement deux grossesses, un accouchement prématuré et quatre avortements dont le dernier remontait à dix ans. Règles très abondantes et très prolongées.

Trois mois avant son entrée à l'hôpital, fièvre typhoïde. Pendant la convalescence de cette fièvre commença l'affection de l'appareil génital par une douleur subite dans la moitié droite de l'abdomen. Au palper bimanuel on constatait dans l'hypogastre droit une tumeur fluctuante à sa partie supérieure que l'on suppose être un kyste suppuré de l'ovaire, cette femme ayant de la fièvre.

Le toucher vaginal permettait de percevoir à gauche et en arrière de l'utérus un noyau d'infiltration dur comme de la pierre.

Le ventre fut incisé sur la ligne médiane, mais on rencontra des tissus infiltrés et bientôt un foyer de pus verdâtre contenant des actinomyces. Ultérieurement, il se forma plusieurs petits abcès autour du foyer principal.

Grâce à un traitement ioduré local et général, la malade était en bonne voie de guérison un mois et demi aprés l'opération.

OBSERVATION XII

(Dr E.-O. Santer, *Archiv für klin. Chir.*).

(Paramétrite actinomiycosique).

Femme, trente-six ans, ménagère.

Pas d'antécédents pathologiques.

Réglée régulièrement depuis l'âge de vingt ans.

Mariée il y a neuf ans. Un seul accouchement normal il y a sept ans. A la suite, les règles ont repris leur cours normal jusqu'à il y a deux mois.

Il y a un mois et demi, après des fatigues exagérées *pendant la moisson*, douleurs dans le bas-ventre, fièvre et frissons qui forcèrent la malade à garder le lit. Depuis quatorze jours, elle a remarqué, en même temps que l'accroissement des douleurs, une tuméfaction de la fesse gauche, elle a gardé le lit depuis. Constipation. Fonction urinaire normale.

État actuel. — État général assez bon. Fièvre. La tumeur de la fesse a des limites vagues ; elle est large environ comme la paume de la main, plate, fluctuante et semble siéger profondément sous le tissu cellulaire sous-cutané. Son siège correspond à la grande échancrure sciatique. Du côté de l'abdomen on sent une tumeur dure qui bombe à la partie droite et postérieure du vagin. Cette tumeur s'étend jusqu'à l'utérus.

En employant les voies rectales et vaginales combinées, on sent que cette tumeur est adhérente au sacrum.

Une surface raboteuse de consistance dure s'enfonce de droite à gauche comme un coin, entre le rectum et le vagin. L'utérus est modérément mobile. Son extrémité inférieure est repoussée en avant par la tumeur. Il paraît gros ; les mouvements qu'on lui imprime sont peu douloureux. On fait le diagnostic de paramétrite suppurée avec issue à travers l'échancrure sciatique et on décide d'inciser.

8 octobre. — Incision d'environ 8 centimètres de long sur le sommet de la tuméfaction de la fesse. Après incision des plans sous-cutanés, y compris les muscles, on tombe dans une cavité d'où s'écoule un liquide purulent, épais, sans mauvaise odeur. Les parois sont formées d'un tissu mou, fongueux, friable.

Drainage. — On découvre dans le pus, des actinomyces. La malade meurt de consomption le 20 janvier.

Pas d'autopsie.

OBSERVATION XIII

(Du même auteur.)

(*Paramétrite actinomycosique.*)

Paysanne, âgée de trente-cinq ans, entrée le 4 septembre 1886.

Antécédents. — Toux fréquente dans l'enfance.

Premières règles à quinze ans ; parfois irrégulières. Mariée à trente-deux ans. Trois grossesses. La première normale; l'enfant est encore vivant ; la deuxième terminée par un avortement à quatre ou cinq mois, suivi d'une inflammation génitale.

A la suite de cet accident, le malade garde le lit pendant trois mois.

24 juin 1886. — Naissance d'un enfant à huit mois. Il vit encore et est nourri par sa mère. A la suite de cet accouchement, fièvre légère. Douleurs d'estomac, douleurs dans le bas-ventre, surtout à gauche et dans le membre inférieur du même côté. Douleurs à la miction.

Actuellement (4 septembre 1886) : Malade pâle, mauvais état général. L'inspection montre au niveau de l'abdomen une tumeur s'étendant à cinq travers de doigt au-dessus de la symphyse, empiétant surtout à gauche, inégale et douloureuse au toucher, complètement immobilisable.

Les ganglions inguinaux des deux côtés sont engorgés, surtout à gauche. La partie supérieure de l'abdomen est libre et souple. Le cul-de-sac vaginal gauche est déprimé par une masse d'exsudats faisant corps avec la tumeur sentie extérieurement. L'utérus est situé à droite et en arrière de cette masse d'exsudats ; il est complètement immobilisé.

23 septembre. — Après administration de calmants et application de glace sur l'abdomen, les douleurs s'atténuent et la fièvre tombe.

28 septembre. — Incision de la tumeur. Issue d'une grande quantité de pus de bonne nature. Drainage, pansement antiseptique. Le soir, température normale.

9 octobre. — La blessure est presque cicatrisée. Les exsudats n'ont pas subi de modification ; ils sont durs et peu sensibles.

27 octobre. — La tumeur sensible diminue graduellement, son bord supérieur est plus saillant, sa consistance plus dure. Du côté du vagin, mêmes constatations que précédemment.

8 novembre. — L'exsudat fait une saillie plus marquée du côté du ligament de Poupart. Pas de fluctuation.

24 novembre. — Nouvelle incision de la paroi abdominale au niveau de l'épine iliaque antéro supérieure.

On tombe dans un espace rempli de fongosités. Pas de pus. Tamponnement à la gaze iodoformée.

L'examen microscopique d'un fragment de fongosité montre très nettement la présence d'actinomyces.

9 décembre. — La tumeur n'a pas changé ; à côté de la première plaie opératoire s'est formé un nouvel abcès ; on l'incise ; il s'écoule environ 100 grammes de pus verdâtre à odeur infecte.

23 décembre. — Au niveau de l'épine iliaque antéro-supérieure droite, nouvelle tumeur fluctuante d'où l'incision fait sortir une grande quantité de pus infect.

Les jours suivants la tumeur s'affaisse, la sécrétion purulente diminue. Les douleurs sont supportables ; nouvelle poussée de température.

Après issue de pus par le vagin et l'anus, la malade sort le 10 janvier 1887.

Le 12 octobre de la même année elle rentre à la clinique.

Après sa sortie en janvier, elle a gardé le lit pendant environ trois mois.

Pendant, cette période se sont produites, au niveau des plaies opératoires rouvertes spontanément, de nouvelles issues purulentes. Tout se cicatrise ensuite, à l'exception d'une fistule au niveau de l'incision voisine du ligament de Poupart.

La malade se plaint de douleurs dans la hanche et la région sacrée gauches. L'état général est mauvais. On sent du côté gauche une tumeur débordant la symphyse et l'os iliaque d'environ deux à trois doigts. Sa surface est unie et sa consistance dure. On ne peut déterminer sa limite inférieure. Au niveau d'une ancienne cicatrice opératoire, au voisinage du ligament de Poupart, ouverture fistuleuse. Le corps utérin est fixé à droite et en arrière. Le cul-de-sac vaginal gauche est déprimé par une tumeur qui a son siège principal dans la région annexielle gauche. La malade sort non guérie.

Pas de renseignements ultérieurs.

OBSERVATION XIV

Actinomycose abdominale.

Marthe G.., vingt et un ans, entre à la Charité dans le service du Dr A. Pollosson le 4 novembre 1901.

En juin 1900, brusquement, la malade fut prise d'une douleur dans le bas-ventre à droite avec vomissements et élévation de température. Traitement par application de glace sur le ventre. La malade garde le lit un mois. Mais dès le lendemain du début de l'affection, la douleur et tous les phénomènes s'étaient portés à gauche. Après un mois de repos, tout disparut et la malade put reprendre ses occupations.

En novembre, coïncidant avec l'apparition de l'époque menstruelle, la même douleur à gauche réapparut, mais sans vomissements ni fièvre. La malade ne garde le lit que quatre jours.

En janvier 1901, nouvelle crise analogue aux précédentes. La malade garde le lit quinze jours. Dans l'intervalle de ces poussées aiguës, persistance d'une douleur à la pression dans la région malade.

En juillet, traitement pour l'anémie.

Au mois d'octobre les symptômes abdominaux s'accentuent obligeant la malade à garder le repos complet. Constipation habituelle. Troubles gastriques. Inappétence. Les règles manquèrent en août et septembre. En un an engraissement de 11 kilogrammes. Anémie habituelle. Rien aux poumons, jamais de bronchite.

Cette malade a été vue pour la première fois, en septembre 1901, par M. le Dr Pollosson. Il constata l'existence d'une tuméfaction ovoïde située à gauche de l'utérus et se dirigeant, en avant, derrière l'arcade crurale. Cette tuméfaction, indurée, peu douloureuse, ne paraissait pas adhérente à la paroi abdominale. M. le Dr Pollosson fit le diagnostic de lésion des annexes.

Pendant le mois de septembre, la malade fut mise en observation. On ne constata pas d'élévation de la température.

Examinée au commencement d'octobre, les constatations furent les mêmes qu'en septembre. Pendant le mois d'octobre, la malade a maigri de 2 kilogrammes.

L'examen dans les premiers jours de novembre montra des modifications locales consistant en ce que la tumeur était comme adhérente à la paroi abdominale et à l'os iliaque, comme si un processus inflammatoire était venu la fixer. On avait donc dans ces derniers temps l'aspect d'un phlegmon de la fosse iliaque à allures subaiguës.

7 novembre. — Opération. Incision parallèle à l'arcade crurale. Les tissus sous-cutanés, les muscles de la paroi sont le siège d'un œdème comme autour d'un foyer inflammatoire. Après avoir traversé la paroi, on tombe dans une collection contenant un peu de pus épais et des masses de fongosités. Ce pus et ces fongosités sont parsemés d'un grand nombre de petites granulations jaunâtres.

Le foyer exploré par le doigt s'étend dans le tissu cellulaire sous-péritonéal de la fosse iliaque jusque sur la face antérieure du psoas. On ne constate aucune dénudation osseuse. On place un drain et une mèche.

Le pus recueilli par M. Pollosson renfermait, ainsi qu'un tissu de granulation enlevé en même temps avec des débris plus ou moins analogues à de la peau de chamois, des actinomyces en quantité.

On apercevait les grains jaunes à l'œil nu et il fut facile à M. le Dr L. Dor, chef de Laboratoire de la clinique chirurgicale, de reconnaître le champignon rayonné sous le champ du microscope.

CHAPITRE II

SYMPTOMATOLOGIE. — DIAGNOSTIC. DIAGNOSTIC DIFFERENTIEL.

Quelle que soit la localisation que nous ayions à considérer, nous pourrons retrouver un certain nombre de caractères généraux communs à toutes les formes d'actinomycose : évolution lente, chronique, apyrétique, sans réaction ganglionnaire ; poussées successives interrompues par des intervalles de guérison apparente, début par une induration ligneuse presque caractéristique accompagnée de quelques douleurs, puis ramollissement et enfin suppuration fistuleuse avec issue d'un pus spécial renfermant souvent les grains jaunes caractéristiques et montrant au microscope la présence de l'actinomyces.

Mais, dans bien des cas, ces symptômes sont changés ; l'affection suit une marche différente ; sous l'influence d'infections secondaires, les ganglions s'engorgent, la température s'élève, le pus change de caractères et ressemble à celui d'une suppuration banale, les phases de l'évolution, enfin, sont plus ou moins troublées et seul l'examen microscopique permet de déterminer la nature de l'affection. Rarement, les commémoratifs peuvent donner des indications précises.

La présence de foyers extra-génitaux change également le tableau symptomatique et empêche le diagnostic des localisations génitales.

D'autre part, la diversité de forme de ces dernières ne permet guère de considérations d'ensemble, et nous croyons préférable d'étudier pour chaque groupe de cas analogues la symptomatologie, en même temps que le diagnostic différentiel.

1° Organes génitaux de l'homme.

Actinomycose testiculaire (obs. II).

Le seul cas de ce genre que nous ayions rencontré n'a donné lieu, pendant la vie, à aucun symptôme objectif ou subjectif, le sujet étant mort d'une autre affection avant que la lésion testiculaire ait eu le temps d'évoluer.

Actinomycose du gland (obs. I).

Il est à remarquer que, chez ce malade, le seul chez qui nous ayions rencontré cette localisation, le premier symptôme fut un écoulement séro-sanguinolent par le méat accompagné d'une légère douleur à ce niveau. Les choses restèrent en cet état pendant un mois. Rien à ce moment, si ce n'est l'examen microscopique qui ne fut pratiqué que plus tard, ne pouvait faire poser le diagnostic.

Le malade ne donnait sur la cause probable de son affection que des renseignements très vagues. L'absence de douleur à la miction ne permettait guère de songer à une blennorragie, d'autant plus que la présence de sang dans l'écoulement n'aurait pu s'expliquer que par une forme très aiguë de cette infection. On ne constatait aucune réaction ganglionnaire, ce qui faisait éliminer l'hypothèse d'une ulcération vénérienne siégeant à l'intérieur du canal, ou d'une lésion tuberculeuse nullement justifiée d'ailleurs par les antécédents du malade.

Dans la suite, le gland est envahi peu à peu par une induration très nette ; il présente l'aspect d'un champignon. On pouvait alors penser à un épithélioma ; mais d'une part le mode de début et, en second lieu, l'absence d'adénite étaient peu en faveur de cette supposition ainsi que le bon état général du sujet.

Puis apparaissent au voisinage du méat de petites saillies d'où s'écoule une matière purulente, épaisse, jaunâtre. L'inefficacité du traitement spécifique fit rejeter l'hypothèse de syphilis tertiaire. Nous devons faire remarquer en passant que la réussite de ce traitement ne serait pas suffisante pour éliminer l'actinomycose, puisqu'on a vu dans certains cas cette affection régresser rapidement sous l'influence de l'iodure.

Enfin dix mois après le début de la lésion, celle-ci prend tout à coup un caractère aigu, une lymphangite étendue apparaît, la température monte à 40 degrés, les ganglions s'engorgent et un foyer phlegmoneux s'ouvre à la partie postérieure du gland ; des fistules se forment.

Il était à peu près évident qu'on se trouvait alors en présence d'une infection secondaire aiguë greffée sur le foyer chronique primitif.

L'absence complète des troubles urinaires pendant toute la maladie, la parfaite perméabilité du canal constatée par le passage des sondes ne permettait guère de songer à un abcès urineux.

Malgré l'absence d'antécédents et la constatation de quelques grains jaunâtres dans le pus qui n'éveillèrent pas l'attention à ce moment, on songea à la bacillose et l'on pratiqua l'examen microscopique qui révéla non pas le bacille de Koch, mais l'actinomyces.

Nous retrouvons bien dans cette observation les caractères généraux de l'actinomycose : au début, évolution lente apyrétique sans réaction ganglionnaire, induration, fistulisation (dans ce cas cependant, nous devons remarquer que le début de l'écoulement a précédé l'induration) ; à la fin, symptômes aigus qui ne sont pas eux-mêmes incompatibles avec cette affection.

Mais si dans certaines régions, temporo-maxillaire par exemple, qui sont un siège d'élection, ces symptômes eussent pu suffire avant l'apparition du pus pour établir le diagnostic, on ne peut guère compter que cela soit possible quand la lésion siège aux organes génitaux.

Seul le pus, par la présence d'ailleurs inconstante de grains jaunes et surtout par l'examen microscopique, indiquera nettement la nature de la lésion. Les symptômes du début ne feront que restreindre le champ du diagnostic.

Actinomycose prostatique.

Dans les deux cas que nous avons cités plus haut, les symptômes se sont portés à peu près uniquement du côté des voies urinaires en donnant des phénomènes de cystite. Au toucher rectal, la prostate était douloureuse. On ne pouvait que difficilement rejeter l'hypothèse de tuberculose, et ce n'est que la constatation *de visu* des éléments actinomycosiques qui vient fixer le diagnostic (thèse de Michaïloff sur l'actinomycose des voies urinaires).

2° Organes génitaux de la femme.

Actinomycose de la grande lèvre.

Ici encore, l'affection a suivi la marche ordinaire des lésions actinomycosiques. Début sans cause appréciable par une tumeur de consistance osseuse, peu douloureuse ; pas de symptômes inflammatoires, ni de réaction ganglionnaire.

Le mode de début de la tumeur et sa consistance particulière permettent de rejeter dès ce moment différentes hypothèses : lipome, kyste sébacé, kyste dermoïde, kyste muqueux, hématome, l'absence de réaction ganglionnaire excluait une tumeur maligne. Le diagnostic le plus vraisemblable eût été celui de fibrome, mais la marche ultérieure de la lésion devait l'éliminer.

Bientôt, en effet, se produisit une suppuration avec fistules. La marche subaiguë éloignait l'idée de phlegmon ; l'absence d'antécédents ne cadrait guère avec la syphilis ou la bacillose. Cependant, dans ce cas, comme dans celui d'actinomycose du gland et pour les mêmes raisons, seul, l'examen du pus fit porter le diagnostic et l'on ne peut guère espérer qu'il en soit autrement dans des cas analogues.

Actinomycose des organes génitaux internes.

Que la localisation se fasse sur l'un quelconque de ces organes, les manifestations restent en somme les mêmes. Aussi, comprendrons-nous la symptomatologie et le diagnostic de ces différentes formes dans une étude d'ensemble.

Nous considérerons successivement le diagnostic de la localisation et de la nature de la lésion.

Le siège de l'affection est le plus souvent fort difficile à déterminer. Cela tient à ce que le péritoine et l'intestin sont presque toujours atteints et constituent même le point de départ de l'infection génitale.

Dans la plupart des observations, ce qui domine la scène, ce sont les troubles digestifs : diarrhée, constipation, vomissements, douleurs abdominales, qui font de suite penser à une lésion intestinale, tandis que les symptômes génitaux restent assez obscurs. Dans un cas même (obs. IV) où le seul foyer actinomycosique était dans la trompe, il ne fut révélé qu'à l'autopsie du sujet mort d'une autre affection.

Cela est si vrai, que nous rencontrons les mêmes symptômes dans les localisations vraiment génitales, c'est-à-dire quand le parasite envahit le parenchyme des ovaires, des trompes, de l'utérus, et dans les localisations paragénitales, quand ces organes sont seulement englobés, moulés en quelque sorte par le processus actinomycosique sans être cependant attaqués.

L'examen de l'abdomen, le toucher vaginal et rectal ne donnent que des renseignements approximatifs ; ils indiquent si les lésions ont pénétré dans le petit bassin, mais, pas plus que les autres modes d'investigation, à part l'ouverture de l'abdomen, ils ne renseignent sur l'état d'intégrité des organes génitaux proprement dits.

Pouvons-nous, d'autre part, déterminer la nature actinomycosique de l'affection, et à quelle période de l'évolution ce diagnostic est-il possible ?

Au début, la malade ne présente que des symptômes très vagues :

Quelques douleurs abdominales plus ou moins localisées, quelques troubles digestifs. Tantôt la température reste normale, tantôt elle s'élève plus ou moins. Nous avons, en résumé, dans la plupart des cas, le tableau d'une maladie subaiguë consécutive à une inflammation chronique du péritoine et de l'intestin, et qui ferait penser de préférence à une tuberculose abdominale.

Plus tard, on voit généralement se constituer une tumeur profonde, diffuse, indépendante de la paroi abdominale, d'une consistance ligneuse. Cette tumeur est le plus souvent immobilisable, elle semble englober en une masse unique une partie des organes abdominaux ; elle est sensible à la pression et s'accompagne de douleurs spontanées lancinantes d'intensité variable, mieux localisées qu'à la période de début. Elles occupent de préférence, ainsi que la tumeur, la partie latérale et inférieure de l'abdomen. Les troubles digestifs persistent.

Avec quoi pourrait-on confondre la maladie à cette période ?

La douleur limitée à un côté de l'abdomen, surtout quand il s'agit du côté droit, et les symptômes digestifs éveillent l'idée d'appendicite. La température n'est pas un signe suffisant, car elle est très variable, et le début insidieux est parfois commun aux deux maladies. Ce sont surtout les caractères particuliers de la tumeur, sa consistance, son étendue qui pourraient fixer l'esprit, mais ces caractères peuvent ne pas être constants et la confusion est possible dans certains cas.

La matité uniforme de la tuméfaction et l'absence d'ascite suffiraient à faire rejeter la péritonite tuberculeuse.

Les lésions bacillaires des annexes ne prennent pas en général une étendue et un volume aussi considérables que l'actinomycose, leur consistance est plus molle.

Les fibromes ont des limites beaucoup plus nettes que la tumeur actinomycosique, et leur évolution n'imprime pas à l'état général la même déchéance.

Le sarcome de l'os iliaque pourrait prêter à confusion. S'il est rare, en effet, que l'actinomycose attaque les os, la tumeur abdominale est souvent reliée à eux par des adhérences inflammatoires qui peuvent donner le change.

Mais l'évolution ultérieure par le ramollissement précoce des lésions actinomycosiques fera faire le diagnostic.

Enfin, ce qui différencie l'actinomycose abdominale de toutes les affections précédentes, c'est l'envahissement rapide de la paroi. Ce caractère même pourrait la faire confondre avec une autre maladie, nous voulons parler du phlegmon de la paroi, consécutif à une tumeur cancéreuse. L'état cachectique, existant dans les deux cas, faciliterait cette méprise, malgré la marche ordinairement plus rapide de la tumeur maligne et la fréquence de sa propagation ganglionnaire.

En somme, ni à la période prodromique ni quand la tumeur est constituée, pas même quand elle envahit la paroi abdominale, on ne trouve de signe assez pathognomonique pour affirmer la nature de la lésion.

A la période de ramollissement, on l'a plusieurs fois confondue avec une collection purulente banale : salpingite, paramétrite, kyste suppuré de l'ovaire, méprise facilitée par la fièvre que produisent souvent à cette période les infections secondaires.

En fait, dans toutes les observations que nous avons recueillies, c'est seulement à l'issue du pus, soit par suite d'une intervention, soit par fistulisation que le diagnostic a pu être fait.

Quand il se forme des fistules, leur aspect est particulier, avec une aréole d'un violet bleuâtre autour de l'orifice est presque caractéristique, ainsi que le pus qui s'en écoule, particulièrement quand il s'y trouve des grains jaunes.

Mais c'est surtout l'examen microscopique du pus qui viendra fixer définitivement la nature de la lésion.

Aux diverses observations d'actinomycose des organes génitaux internes que nous publions, nous ajoutons une observation de M. le professeur agrégé Auguste Pollosson, chirurgien major de la Charité, dans laquelle il semble bien qu'au début tout au moins et pendant plusieurs mois, on ait eu affaire à une annexite actinomycosique.

Pendant un certain temps, durant lequel M. Pollosson suivit et examina cette malade, il crut être en présence d'une lésion annexielle

Plus tard, quand il opéra cette malade chez laquelle un phlegmon de la paroi était survenu, il ne fut plus possible au moment de l'ouverture de l'abcès profond, ni de reconnaître la localisation primitive de la lésion, ni de savoir si les organes génitaux étaient atteints. Peut-être s'agissait-il d'une typhlo-appendicite actinomycosique.

Dans tous les cas, une telle observation montre bien la difficulté du diagnostic. Il peut n'être pas possible non seulement de préciser la nature de la maladie, mais même son siège initial et sa localisation exacte.

CHAPITRE III

ÉVOLUTION — PRONOSTIC

La marche des lésions actinomycosiques est, en général, lente, mais fatale.

Nous ne reviendrons pas sur l'évolution de cette affection, déjà étudiée avec la symptomatologie. Nous envisagerons seulement la question du pronostic.

Aux organes génitaux externes, nous avons le tableau d'une actinomycose à foyer limité superficiel, rappelant les formes cutanées et, dans ce cas, le pronostic est, en somme, favorable. La tendance à l'envahissement est faible, les foyers métastatiques rares et le traitement facile, grâce à ces différents caractères.

Lorsqu'au contraire l'actinomycose se développe sur les organes internes, le pronostic devient sombre.

Chez l'homme, la situation profonde des lésions, en empêchant un traitement radical, expose aux récidives; de plus, les organes urinaires sont envahis, et si la gravité immédiate de l'affection ne met pas la vie du malade en danger imminent, du moins a-t-il peu de chance de guérison définitive et reste-t-il toujours sous le coup d'une nouvelle poussée de la maladie.

Chez la femme, le pronostic est encore plus défavorable, à cause de l'étendue généralement très grande des foyers intestinaux qui accompagnent et précèdent même, habituellement, les localisations génitales.

Ce n'est pas l'actinomycose en elle-même qui met en danger la vie de la malade comme dans le cas d'un cancer, mais les troubles en quelque sorte mécaniques, apportés aux fonctions digestives. Ces éléments de gravité sont accrus par la fréquence des foyers métastatiques et des infections secondaires et, enfin, les difficultés opératoires.

Dans ces formes abdominales, la mort survient habituellement au bout d'un temps assez prolongé (de quelques mois à plusieurs années) par une sorte de dénutrition progressive, par envahissement d'un organe essentiel ou bien encore par suite d'accidents aigus dus à l'apparition de microbes pyogènes.

Sur dix femmes atteintes d'actinomycose des organes génitaux internes, nous relevons huit morts et deux sorties avant guérison dont les résultats éloignés n'ont pas été connus.

CHAPITRE IV

TRAITEMENT

Ici, comme dans toutes les autres formes d'actinomycose, nous nous trouvons en présence de deux méthodes de traitement, l'une médicale, l'autre chirurgicale.

Lorsque fut découverte l'action de l'iodure sur l'actinomyces, on espéra tout d'abord après quelques résultats satisfaisants posséder un médicament spécifique, dispensant de toute intervention sanglante. Mais une plus longue expérience a montré que cette action curative, quoiqu'indiscutable dans certains cas, est loin d'être aussi constante qu'on l'avait espéré. Il en est de même pour d'autres substances telles que le calomel, l'arsenic.

On a même préconisé le traitement par la tuberculine de Koch. Entre les mains de quelques expérimentateurs, Billroth, Kahler, elle semble avoir donné de bons résultats, cependant son action n'est pas encore assez bien établie pour qu'on puisse compter sur elle plus que sur les autres agents médicamenteux.

C'est surtout au traitement chirurgical qu'il faut s'adresser quand cela est possible. « Il faut commencer par le traitement chirurgical quand cela est possible et ne compter sur le traitement médical qu'en tant qu'adjuvant ultérieur. » (Poncet et Bérard.)

C'est également l'avis de la plupart des praticiens. On doit intervenir le plus tôt possible et par une action aussi radicale que possible. Il suffit, en effet, de quelques fragments d'actinomyces pour donner lieu à une récidive. Cette ablation totale est aisée dans les cas de lésions externes d'un abord facile comme au gland, à la vulve.

Même si la suppuration existe, et c'est le cas le plus fréquent, l'incision large suivie de grattage et de cautérisation au thermocautère sera généralement suffisante pour obtenir, avec des foyers superficiels, une guérison définitive.

Les difficultés sont tout autres quand il s'agit d'organes internes. L'ablation totale du foyer serait encore évidemment l'idéal et on devrait la pratiquer dans les cas exceptionnels où elle serait possible. Mais le plus souvent deux ordres de faits s'y opposent : d'abord on ne fait le diagnostic que quand la suppuration est établie, ensuite il existe presque constamment des lésions péritonéales et intestinales qui empêchent une intervention aussi radicale. Du moins doit-on s'en rapprocher le plus possible.

La cystostomie sus-pubienne et la voie rectale ou péritonéale chez l'homme, la laparotomie chez la femme permettront l'ouverture du foyer infecté et l'écoulement du pus.

On utilisera le curettage pour enlever tout ce qu'il sera possible de détacher sans produire de lésions graves des organes importants. On cautérisera au thermocautère enfin on établira un drainage soigné. On a conseillé aussi les pansements locaux à l'iodure de potassium ; leur efficacité n'est pas démontrée.

Il est évident que, dans des cas semblables, la destruction complète du parasite est impossible, et comme nous l'avons vu, les résultats sont peu brillants.

On devra alors essayer, par le traitement médical, de compléter l'action de la chirurgie, en administrant les substances qui ont paru donner quelques résultats, surtout l'iodure, et en relevant l'état général du sujet.

Il est même des circonstances où le chirurgien devra renoncer à intervenir, quand les lésions génitales seront accompagnées de vastes collections suppurées et de foyers métastatiques dans des organes essentiels. L'opération serait alors plus dangereuse si possible que l'abstention et on devra se contenter, comme pis aller, du traitement médical.

En résumé, nous conclurons, avec M. le professeur Poncet, que le traitement doit être, autant que le permettront le diagnostic et l'état des lésions, précoce, chirurgical, radical, et que l'on devra en même temps user largement des médicaments reconnus efficaces.

CONCLUSIONS

L'actinomycose des organes génitaux externes et internes, soit chez l'homme, soit chez la femme, est primitive ou secondaire. La forme primitive se rencontre naturellement plus volontiers sur les organes génitaux externes, la forme secondaire sur les organes internes. Nous avons pu réunir dans la littérature chirurgicale 15 cas nets d'actinomycose génitale.

Sur ces 15 cas avec constatation histologique du parasite, nous comptons 4 cas chez l'homme, 11 cas chez la femme.

Dans 12 cas, les foyers génitaux paraissent secondaires à des lésions actinomycosiques primitives de l'intestin.

Les actinomycoses primitives se répartissent ainsi : 2 cas chez l'homme, 1 cas chez la femme ; les actinomycoses secondaires : 2 cas chez l'homme, 10 cas chez la femme.

Il s'agit, la plupart du temps, chez cette dernière, de paramétrite ; nous comptons néanmoins 4 cas de salpingo-ovarite due au champignon rayonné.

Dans la forme génitale interne, le diagnostic ne peut être établi qu'à une période plus ou moins éloignée du début, soit après une suppuration avec fistules, soit au moment de l'opération, soit même à l'autopsie.

Le pronostic varie suivant les organes atteints, leur siège, leur profondeur ; bénin dans les formes génitales externes, il est particulièrement grave dans les formes internes.

Nous comptons en effet, sur 10 femmes atteintes d'actinomycose interne, 8 morts et deux résultats éloignés avec gros point d'interrogation, car les malades ont quitté l'hôpital avant guérison, l'une avec des abcès fistuleux, et ont été perdues de vue dans ces conditions.

Le traitement est celui de toutes les actinomycoses : iodure à l'intérieur, large incision, drainage, pansement à plat, etc. Il aura naturellement d'autant plus de chances d'être utile qu'il aura été institué à une date plus rapprochée du début.

BIBLIOGRAPHIE

Bécue, thèse Paris, 1892.
Boström, Berl. klin. Wochensch , 1885.
Deléarde, thèse Lille, 1896.
Fehmers, Nederl. Tidjschr. voor Geneesk, 29 juin 1901.
Hinglais, thèse Lyon, 1897.
Dr Léger, Ann. org. génito-urin., 1900.
— Année médicale de Caen, 15 juillet 1899.
Poncet et Berard, Traité de l'actinomycose humaine.
Rausom, Med. chirurg. transact., 1894, LXXV, p. 63.
Regnier, Centralblatt für Gynæk.
Riedel, Berlin. klin. Wochensch., juin 1896.
— Deutsch. Gesellsch. für Chirurg., 30 mai 1896.
Samter, Arch. für klin. Chir., 1892, XLII, 2, p. 257.
Zemann, Medic. Jahrb. Wien, 1883.

Lyon. — Imp. A. Rey, 4, rue Gentil. — 28514.

www.ingramcontent.com/pod-product-compliance
Ingram Content Group UK Ltd.
Pitfield, Milton Keynes, MK11 3LW, UK
UKHW020355220726
13923UKWH00004B/1634

9 782019 270612